Asmaa Abdallah Ahmed Hussein
Yousria Ahmed Elsayed
Gehan Elghonamy

Azeite na gravidez e prevenção pós-parto de trauma mamilar

Asmaa Abdallah Ahmed Hussein
Yousria Ahmed Elsayed
Gehan Elghonamy

Azeite na gravidez e prevenção pós-parto de trauma mamilar

Efeito da aplicação de azeite nos mamilos durante o final da gravidez na prevenção do traumatismo mamilar pós-parto

ScienciaScripts

Imprint

Cover image: www.ingimage.com

This book is a translation from the original published under ISBN 978-620-7-48860-5.

Publisher:
Sciencia Scripts
is a trademark of
Dodo Books Indian Ocean Ltd. and OmniScriptum S.R.L publishing group

120 High Road, East Finchley, London, N2 9ED, United Kingdom
Str. Armeneasca 28/1, office 1, Chisinau MD-2012, Republic of Moldova, Europe
Printed at: see last page
ISBN: 978-620-7-76601-7

Índice

LISTA DE QUADROS

LISTA DE FIGURAS

Efeito da aplicação de azeite de oliva nos mamilos durante o final da gravidez na prevenção do pós-parto

Traumatismo do mamilo

Resumo

O traumatismo do mamilo é uma queixa comum entre as mulheres que amamentam e é uma das principais razões pelas quais algumas mulheres decidem deixar de amamentar. Afecta as mulheres que amamentam 3-6 dias após o parto, especialmente as primíparas. Os mamilos tornam-se dolorosos e começam a apresentar pequenas fissuras, que podem sangrar. **O objetivo deste** estudo **foi** testar o efeito da aplicação de azeite nos mamilos durante o final da gravidez na prevenção do traumatismo mamilar pós-parto. Foi recrutada para o estudo uma amostra intencional de 100 mulheres grávidas que satisfaziam os critérios de inclusão na clínica pré-natal do Hospital de Obstetrícia e Ginecologia afiliado aos Hospitais da Universidade do Cairo. Os dados foram recolhidos através de 5 instrumentos: (I) questionário de entrevista semi-estruturado para as mães, (II) escala de avaliação da dor nos mamilos (NSRS), (III) pontuação do traumatismo dos mamilos (NTS), (IIII) formulário de observação da alimentação B-R-E-A-S-T da OMS, (IV) folha de acompanhamento. Os procedimentos foram efectuados em quatro fases: entrevista, pré-teste, intervenção e pós-teste. **Resultados** Os resultados do estudo revelaram que 67% da amostra do estudo não teve traumatismo mamilar com a amamentação atual após a aplicação de azeite durante o final da gravidez (pontuação 0), de acordo com a avaliação da pontuação do traumatismo mamilar no 3rd dia após o início da amamentação, e 65% da amostra do estudo não teve dor mamilar com a amamentação atual (pontuação 0), de acordo com a avaliação da escala de classificação da dor mamilar no terceiro dia após o início da amamentação, Os resultados do estudo também revelaram que existe uma relação altamente significativa entre o período e a frequência da aplicação de azeite nos mamilos durante o final da gravidez e a incidência de traumas nos mamilos durante a amamentação (p=.000). **Este estudo concluiu que** o azeite é eficaz na prevenção e no tratamento do traumatismo do mamilo. O estudo **recomendou** que a aplicação de azeite durante o final da gravidez é benéfica para a prevenção do traumatismo do mamilo.

Palavras-Chave: aplicação de azeite, prevenção, traumatismo mamilar

RECONHECIMENTO

Antes de mais, sinto-me sempre em dívida para com ALLAH, o mais bondoso e o mais misericordioso, por me ter permitido realizar este trabalho.

Gostaria de expressar a minha gratidão e o meu maior agradecimento à **Dra. Yousria Ahmed El Sayed**, professora de Enfermagem de Saúde Materna e Neonatal da Faculdade de Enfermagem da Universidade do Cairo, que dedicou muito do seu precioso tempo, esforço incansável, orientação contínua, comentários científicos, sugestões perspicazes e encorajamento para a realização deste trabalho.

Além disso, gostaria de expressar a minha gratidão e o meu maior agradecimento à **Dra. Gehan El Ghonemy**, professora de Enfermagem de Saúde Materna e Neonatal da Faculdade de Enfermagem da Universidade do Cairo, que dedicou muito do seu precioso tempo, esforço incansável, orientação contínua, comentários científicos, sugestões perspicazes e encorajamento para a realização deste trabalho.

Um agradecimento especial aos meus professores e colegas do Departamento de Enfermagem de Saúde Materna e Neonatal pelo seu apoio, ajuda e cooperação constantes para a realização deste trabalho.

Agradeço profundamente ao meu pai, ao meu querido marido Mohamed e a toda a minha família e amigos pelo seu apoio, encorajamento e tolerância. Finalmente, um agradecimento especial a todas as mulheres que participaram ativamente neste estudo. Foram muito agradecidas, muito cooperantes e toleraram-me até à conclusão deste trabalho.

Autor

Asmaa Abd Allah Ahmed

Introdução

O aleitamento materno, especialmente o Aleitamento Materno Exclusivo (AME), é o método ideal para a alimentação e o crescimento nos primeiros 6 meses de vida. O leite materno não só reduz a incidência de muitas doenças agudas e crónicas, como a diarreia e as infecções respiratórias em crianças amamentadas, mas também traz inúmeros benefícios para as mães (por exemplo, a redução do risco de cancro da mama, cancro do útero, cancro do ovário e osteoporose) (Shanazi, et al 2015).

Apesar das vantagens do aleitamento materno, muitas complicações dificultam o sucesso desta prática. Uma dessas complicações é o traumatismo do mamilo, que representa uma das principais razões para o desmame precoce. É um dos problemas mais comuns vivenciados pelas mulheres que amamentam nos 1st dias após o parto e é a segunda maior causa de interrupção precoce do aleitamento materno, sendo a primeira a sensação de inadequação do leite pelas mães, e é a principal razão para o uso do biberão. A maior incidência de traumatismo do mamilo ocorre entre os dias 3 e 7 após o parto. Em algumas mulheres, pode demorar até 6 semanas após o parto (Cunningham, 2010).

A dor persistente no mamilo é uma das razões mais comuns para deixar de amamentar exclusivamente, pelo que, quando o mamilo dói, a amamentação fica comprometida. O traumatismo do mamilo foi identificado como uma sensação de dor nas lesões por fricção e sucção do mamilo, que varia de uma sensação desconfortável a uma dor intensa com traumatismo físico, como fissura, ferida e hemorragia,

O mamilo é uma lesão no mamilo, que é acompanhada de dor, inflamação e secreção (Page, Lockwood, Guest, 2012 & Ahmed, Mohamed, Abu, Khaled, Khaled). Além disso, uma fissura mamilar é uma lesão no mamilo das mulheres que amamentam, que é acompanhada de dor, inflamação e descarga (Page, Lockwood, Guest, 2012 & Ahmed, Mohamed, Abu-Talib, 2015).

Afecta as mulheres que amamentam 3 a 6 dias após o parto, sobretudo as primíparas. Os mamilos tornam-se dolorosos e começam a apresentar pequenas fissuras, que podem sangrar. Em todo o mundo, a incidência de mamilos traumáticos entre as mães que amamentam varia entre 29% e 76%. Enquanto 80% a 90% das mulheres que amamentam sentem dores ligeiras nos mamilos, se estas dores não forem tratadas, 26% das dores nos mamilos evoluirão para fissuras mamilares e dores graves (Abd-Elsalam, Hamido, Abd el Hameed, 2011 & Shanazi et al, 2015).

A causa mais comum atribuída ao traumatismo do mamilo foi o posicionamento e a fixação incorrectos, seguida de infeção, mamilos planos ou invertidos, mastite e vasoespasmo. De acordo com a OMS, 90% dos traumatismos mamilares são causados pela pega e posicionamento incorrectos do bebé durante a amamentação (Shams, 2011& Kent et al, 2015&Rani, Bangalore, 2012).

Outras causas de traumatismo do mamilo são a sucção do bebé que provoca fricção do mamilo, a anquiloglossia do bebé, a anomalia do palato do bebé (bolha ou palato alto e arqueado, sucção forte do bebé, bolhas de leite (bolha de leite ou mancha branca), infecções, incluindo Candida Albicans,

Staphylococcus Aureus, vírus Herpes Simplex, psoríase, dermatite. Todas estas causas anteriores levam a um fornecimento insuficiente de leite secundário ao efeito da dor no mamilo que resulta na inibição do reflexo de ejeção do leite ou na remoção ineficaz do leite, como acontece com um bebé com anquiloglossia ou fenda palatina (Kent et al, 2015).

Infelizmente, o tratamento das fissuras mamilares remonta ao século XVII, mas não existe uma declaração explícita sobre o tratamento tópico mais adequado para as fissuras mamilares. O seu tratamento é complicado devido à sucção repetida do bebé, às infecções causadas pela entrada de microrganismos através da fissura do mamilo e à exposição constante da pele do mamilo à flora oral do bebé. (McClellan et al ,2012).

Entre os tratamentos disponíveis, a lanolina melhora os mamilos traumáticos ao hidratar os mamilos. Também o dexpantenol é um dos cicatrizantes da pele que pertence à família das vitaminas do complexo B. Este medicamento funciona como um hidratante, reduzindo a perda de água através da epiderme e mantendo a suavidade e a elasticidade da pele (Ebadi, 2001& Shanazi, et al 2015). Outras ervas são a água de hortelã-pimenta, que possui atividade antibacteriana, efeitos calmantes e entorpecentes e tem sido utilizada externamente para anestesia da pele, queimaduras, feridas, comichão e inflamação. A água de hortelã-pimenta é popularmente utilizada para a prevenção de dores e lesões nos mamilos (Abou-Dakn, Richardt, Schaefer, Wockel, 2010).

Além disso, foram realizados numerosos estudos que avaliaram estas preparações tópicas para tratar a dor e os danos nos mamilos. No Egipto, Ahmed, Mohamed e Abu-Talib (2015) realizaram um estudo que comparou 3 métodos de intervenção para mamilos traumáticos. Os resultados mostraram que a lanolina, a compressa de saquetas de chá e o leite materno extraído tiveram o mesmo efeito no alívio do trauma do mamilo. Por outro lado, Essa e Ebrahim (2013) referiram que o mel é mais eficaz do que o leite materno na cicatrização de mamilos gretados.

Além disso, num estudo de comparação entre dois métodos de intervenção para mamilos gretados, verificou-se que a aplicação de água de hortelã-pimenta era um método eficaz para evitar traumatismos nos mamilos e menos dor nos mamilos em comparação com a aplicação de saquetas de chá ou creme de lanolina após a alimentação (Thabet, Mourad, Alahadal, Alsenany, Alsaif, 2013 & Abd-Elsalam, Hamido, Abd el Hameed, 2011). Além disso, num estudo clínico simples e cego realizado em Mashhad, no Irão, mostrou que a alovera era mais eficaz do que a lanolina na cicatrização de feridas nos mamilos (Tafazoli, Saeedi ,Robatsangi ,Mazloom, 2010). Em comparação com outros ensaios aleatórios controlados, foi referido que as compressas de água quente e a manutenção dos mamilos limpos e secos são recomendadas para a prevenção de mamilos gretados e a correção do posicionamento e da pega do bebé é geralmente a primeira abordagem para eliminar o trauma do mamilo (Lockwood, Guest, Page,2003&Darmangeat, 2011).

Além disso, foi relatado que a lanolina, combinada com a educação em matéria de amamentação, foi mais eficaz do que o leite materno extraído, combinado com a educação em matéria de amamentação, na redução da dor nos mamilos e na promoção da cicatrização de traumas nos mamilos (Abou-Dakn, Fluhr, Gensch, Wockel, 2011). No entanto, o gel de hortelã-pimenta profilático em mulheres lactantes que amamentam está associado a menos fissuras nos mamilos e é mais eficaz do que a lanolina e o placebo, pelo que pode ser recomendado para a prevenção de fissuras nos mamilos, juntamente com o ensino de uma melhor técnica de amamentação no início da amamentação (Melli et al, 2007).

Outros estudos utilizaram o azeite para o tratamento de traumatismos nos mamilos, uma vez que é utilizado há muitos anos nos países mediterrânicos para tratar mamilos doridos (Gungor, 2013). Também foi testado para várias doenças de pele, como a dermatite atópica, assaduras e cuidados com a pele de bebés prematuros, sendo uma escolha segura e que pode ser benéfica para a prevenção de mamilos doridos (Oguz, Isik, Gungor, Seker, Ogretmen, 2014). Além disso, o azeite aplicado na pele tem propriedades cicatrizantes e anti-inflamatórias (Cordero, Villar, Barrilao, Cortes, Lopez, 2015).

O azeite é uma substância de fácil acesso e relativamente barata, e os fenóis hidrofílicos são os antioxidantes mais abundantes no azeite virgem, com propriedades antioxidantes e anti-inflamatórias. O azeite contém quantidades significativas de esqualeno, o principal componente dos lípidos polinsaturados da superfície da pele. Como emoliente, o esqualeno é facilmente absorvido em profundidade pela pele, ajudando a restaurar a elasticidade e a flexibilidade (dois atributos positivos da pele do mamilo que ajudam a resistir a fissuras e danos (Walker, 2013).

Os estudos de revisão acima referidos testaram o efeito de uma variedade de materiais aplicados nos mamilos para prevenir ou tratar problemas nos mamilos, tendo a maioria destes estudos ocorrido durante o período pós-parto. Poucos estudos dispersos foram realizados em relação à aplicação de azeite de oliva para prevenir traumas nos mamilos quando aplicado durante o período pré-natal. Assim, este estudo tem como objetivo testar o efeito da aplicação de azeite nos mamilos durante o final da gravidez na prevenção de traumas nos mamilos de mulheres lactantes.

Importância do estudo

O traumatismo do mamilo é uma das razões mais comuns apresentadas pelas mães para deixarem de amamentar exclusivamente (Dennis, Jackson, & Watson, 2014). As consequências mais comuns dos mamilos traumáticos incluem a privação dos bebés dos benefícios do leite materno e podem levar ao stress materno e à insatisfação das mães (Abadi, Ramazanzadeh, Zakerihamidi& Rezagholizade, 2014).

Em todo o mundo, estima-se que 34 a 96% das mulheres que amamentam sintam alguma dor nos mamilos, sendo que 26% progridem para fissuras e dor extrema nos mamilos. Além disso, até um terço das mães que apresentam estes sintomas podem mudar para métodos alternativos de alimentação infantil nas primeiras seis semanas pós-natais. Além disso, é uma condição dolorosa que também pode causar sofrimento psicológico e interferir com a atividade geral, o humor, o sono e a ligação entre a mãe e o bebé (Ahmed, Mohamed, Abu-talib, 2015 &McClellan et al, 2012).

O estudo ajudará na prevenção de um problema crítico que leva ao insucesso da amamentação, que é o traumatismo do mamilo. A maioria dos estudos discute a utilização de métodos alternativos para prevenir o traumatismo do mamilo durante o período pós-parto imediato, como a aplicação de leite materno, lanolina, óleo de hortelã-pimenta e azeite nos mamilos para prevenir o traumatismo do mamilo durante a amamentação. No entanto, este estudo será aplicado durante o final da gravidez para investigar o efeito da preparação do mamilo com a aplicação de azeite na prevenção do traumatismo do mamilo. Os resultados deste estudo irão acumular evidências sobre o efeito desta intervenção que pode ser implementada no futuro como preparação pré-natal durante o final da gravidez para uma amamentação bem sucedida.

Objetivo do estudo

O presente estudo tem como objetivo testar o efeito da aplicação de azeite nos mamilos durante o final da gravidez na prevenção do traumatismo mamilar pós-parto.

Hipótese de investigação

A aplicação de azeite nos mamilos durante o final da gravidez evita traumas nos mamilos das mulheres lactantes.

Métodos

Objetivo do estudo

O presente estudo tem como objetivo testar o efeito da aplicação de azeite nos mamilos durante o final da gravidez na prevenção do traumatismo mamilar pós-parto.

Conceção da investigação

Neste estudo, foi adotado um desenho quase experimental de séries temporais de um grupo para atingir o objetivo declarado. O desenho de estudo de séries temporais utiliza observações múltiplas antes e depois de um acontecimento ou intervenção, permitindo avaliar as tendências temporais. A estabilidade do resultado antes e uma mudança acentuada no resultado após a introdução da exposição em estudo proporcionam uma maior confiança (Frederick, Masoudi, 2008).

Definição

O estudo foi efectuado na clínica pré-natal do Hospital de Obstetrícia e Ginecologia afiliado aos Hospitais da Universidade do Cairo. A clínica pré-natal inclui uma sala de acompanhamento pré-natal, uma sala de U/S, uma clínica de infertilidade, uma clínica ginecológica e uma clínica de planeamento familiar. O número total de mulheres que visitam a clínica para acompanhamento pré-natal é de 35000 mulheres por ano (estatísticas do departamento, 2015), a clínica é gerida por obstetras e enfermeiras diplomadas.

Amostra

Foi recrutada para o estudo uma amostra selectiva de 100 mulheres grávidas que cumpriam os critérios de inclusão. 8 mulheres não foram acompanhadas e foram substituídas.

A fórmula de Solvin foi aplicada para determinar a dimensão da amostra do seguinte modo

n=N/ 1+N (e) 2 n = sample size N = total population

e= Margin of errors (0.05) Confidence level =95%

Critérios de inclusão

- Mulheres grávidas que acabaram de completar 36 semanas de gestação .
- Tem a pele do mamilo normal.
- Não ter qualquer problema nos mamilos, como mamilos planos ou invertidos.
- Não usar qualquer medicação, pomada ou óleo nos mamilos.

Critérios de exclusão

- As mulheres a quem é diagnosticado por U/S um parto com lábio leporino ou fenda palatina ou outras anomalias congénitas que interferem com o aleitamento normal.
- Presença de deficiência mental materna.
- Mulheres com qualquer problema médico que interfira ou impeça a amamentação (mães cardíacas classe III ou IIII ,... ..etc).
- Qualquer mãe planeia não amamentar o seu bebé.

Ferramentas para a recolha de dados

Foram utilizados cinco instrumentos para recolher os dados necessários:

A) Programa de entrevista semi-estruturada para as mães: foi elaborado pelo investigador para recolher informações junto das mães& Consistia no seguinte

*Dados demográficos, tais como nome, idade e nível de educação, profissão e dados obstétricos, tais como gravidez, paridade, aborto anterior, tipo de parto anterior e número de filhos vivos

* História médica e história cirúrgica anterior da mama.

* História da amamentação (frequência, período de amamentação, problemas com a amamentação, tratamento para aliviar esses problemas, eficácia do tratamento, cuidados com a mama durante a gravidez e o pós-parto).

B)Nipple Trauma Score (NTS): foi adotado de Abd-Elsalam, Hamido, Abd el Hameed, (2011) &Champion et al ,(2009) para identificar e pontuar o trauma do mamilo. Este Nipple Trauma Score (NTS) está relacionado com 6 itens que descrevem o trauma do mamilo e esses itens são, **1**: sem alterações visíveis da pele, **2**: eritema ou edema ou combinação de ambos ,**3**: Lesão superficial com ou sem formação de crosta em menos de 25% do mamilo, **4**: Lesão superficial com ou sem formação de crosta em mais de 25% do mamilo, **5**: Ferida de espessura parcial com ou sem formação de crosta em menos de 25% da superfície do mamilo, **6**: Ferida de espessura parcial com ou sem formação de crosta em mais de 25% da superfície do mamilo. Estes itens são pontuados numa escala de zero a cinco para cada item, sendo que zero se refere à pele normal do mamilo e, à medida que a pontuação aumenta, refere-se a um aumento do trauma e do desconforto.

Este instrumento não foi traduzido para a língua árabe porque foi preenchido pelo investigador. Foi utilizado em vários estudos dentro e fora do Egipto, tal como utilizado por Abd-Elsalam, Hamido, Abd el Hameed , (2011) e a sua validade foi confirmada por Champion,(2009). A fiabilidade das escalas de Champion (2009) foi medida utilizando o método de teste-reteste (r>0,7) (Shanazi et al, 2015). O tempo necessário para avaliar os mamilos utilizando a NTS foi de apenas cinco minutos.

C) **Nipple Soreness Rating Scale** (NSR): foi adoptada de Abd-Elsalam, Hamido, Abd el Hameed, (2011)&Storr, (2008) para avaliar o estado do mamilo em condições normais e anormais. Esta Nipple Soreness Rating Scale (NSR) incluiu seis itens que descrevem a dor no mamilo e esses itens são: **1**: cor do mamilo normal e sem sensibilidade, **2**: mamilo ligeiramente vermelho e\ou sensível nos primeiros 5-10 segundos após a mamada, **3**: mamilo vermelho e sensível durante mais tempo do que os primeiros 5-10 segundos da mamada, **4**: o mamilo está sensível entre as mamadas, faz-me uma careta quando o bebé começa a mamar, **5**: o mamilo começa a rachar e faz-me arquejar involuntariamente de dor quando o bebé começa a mamar, 6: o mamilo racha e fica dorido "até aos dedos dos pés quando o bebé começa a mamar. Estes itens são pontuados numa escala de Likert de zero a cinco para cada item, sendo que zero significa que não há dor ou desconforto no mamilo e, à medida que a pontuação aumenta, significa um aumento do desconforto e da dor.

Esta ferramenta também não foi traduzida para a língua árabe porque foi preenchida pelo investigador. Foi utilizado em vários estudos dentro e fora do Egipto, tal como utilizado por Abd- Elsalam, Hamido, Abd el Hameed, (2011) e a sua validade foi confirmada por Storr (2008). A fiabilidade da escala de Storr,(2008) foi medida utilizando o método de teste-reteste (r>0,7) (Shanazi et al, 2015).O tempo necessário para preencher esta escala foi de apenas cinco minutos.

D) Formulário de observação da mamada B-R-E-A-S-T da OMS: foi adotado de Essa , Ebrahim ,(2013) .Trata-se de uma lista de verificação utilizada para observar o processo de amamentação durante cinco minutos. Contém: as posições da mãe e do bebé, bem como a fixação deste último à mama.

O primeiro componente é a posição da mãe e do bebé. Contém 3 critérios relativos à posição correcta da mãe e 4 critérios relativos à posição correcta do bebé durante a amamentação, tendo sido atribuído um ponto a cada critério.

Os critérios para classificar a posição da mãe e do bebé de acordo com o formulário de observação do aleitamento materno da OMS (posição corporal correcta) serão os seguintes

Criteria	Grade	Score
Observing one criterion from mother's position and one criterion from infant's position or both from mother's position	Poor	0-2
Observing at least one criterion from mother's and two or three criterion from infant position	average	3-4
Observing at least two criteria from mother's position and three or fourth criteria from infant's position	Good	5-6

A segunda componente é a fixação do bebé à mama, que contém quatro critérios relativos à correção da fixação do bebé à mama durante a amamentação, tendo sido atribuído um ponto a cada critério.

Os critérios para classificar a vinculação do bebé de acordo com o formulário de observação do aleitamento materno da OMS (correção da vinculação) serão os seguintes

Criteria	Grade	Score
Presence of any one of four criteria	Poor	1
Presence of any two of four criteria	Average	2
Presence of any three of four criteria	Good	3-4

A observação da alimentação B-R-E-A-S-T da OMS tem sido utilizada em vários estudos dentro e fora do Egipto, tal como utilizado por Essa ,Ebrahim ,(2013) e a sua validade foi estabelecida. Esta ferramenta também não foi traduzida para a língua árabe porque foi preenchida pelo investigador; o tempo necessário para avaliar a técnica de amamentação durante a amamentação utilizando o formulário de observação da amamentação da OMS é de cerca de 15 minutos para cada mãe.

E) Folha de acompanhamento:- incluía perguntas sobre o grau de cumprimento da intervenção, quaisquer problemas que a mãe tivesse enfrentado durante a amamentação ou com a aplicação da intervenção, a frequência da aplicação do azeite por dia, o período de utilização do azeite antes de iniciar a amamentação e se ocorreu ingurgitamento mamário durante a amamentação. O tempo necessário para obter dados de acompanhamento foi de cinco minutos.

Validade e fiabilidade

O plano de entrevistas estruturadas e a folha de acompanhamento materno foram submetidos a 5 peritos de enfermagem na área da obstetrícia e da ginecologia para testar a validade de conteúdo e de face. Foram efectuadas modificações de acordo com a opinião dos peritos sobre a clareza das frases e a adequação dos conteúdos.

Estudo piloto

Foi realizado um estudo-piloto com 10 mães (10% da amostra total) para avaliar a aplicabilidade e os resultados obtidos no estudo-piloto foram utilizados como guia para as alterações necessárias nos instrumentos de recolha de dados.

Considerações éticas

Foi obtida a aprovação do comité de ética em investigação relevante da faculdade de enfermagem da Universidade do Cairo para aprovar a investigação. O investigador obteve o consentimento informado por escrito dos participantes. A confidencialidade e o anonimato foram assegurados aos participantes durante o estudo. Os dados foram guardados num computador portátil pessoal, protegido por palavra-passe e com um código atribuído a cada participante para manter a confidencialidade.

Procedimento

Depois de obter a aceitação do comité de ética da investigação, foi obtida uma autorização oficial para a realização do estudo junto do conselho da faculdade de enfermagem da Universidade do Cairo e da

A recolha de dados foi efectuada durante um período de oito meses, desde o início de janeiro de 2017 até ao final de agosto de 2017, em dois dias da semana, das 9h00 às 12h00, na clínica pré-natal do Hospital de Obstetrícia e Ginecologia afiliado aos Hospitais da Universidade do Cairo. A recolha de dados foi efectuada durante um período de oito meses, desde o início de janeiro de 2017 até ao final de agosto de 2017, em dois dias da semana, das 9h00 às 12h00, na clínica pré-natal e na unidade pós-parto do hospital de obstetrícia e ginecologia. Foi obtido o consentimento escrito das mães grávidas após explicação do objetivo e da natureza do estudo. As mães que preenchiam os critérios de inclusão e que aceitaram ser incluídas neste estudo foram recrutadas. A recolha de dados foi efectuada de acordo com o modelo de estudo selecionado (séries cronológicas), através das seguintes etapas

1- **Entrevistas:** - As entrevistas com as mães foram realizadas na clínica pré-natal, em salas privadas do ensino da saúde. Em primeiro lugar, apresento-me às mães e explico-lhes a natureza e o objetivo do estudo:

Dados demográficos, como nome, idade e nível de educação, profissão e dados obstétricos, como gravidade, paridade, aborto anterior, tipo de parto anterior e número de filhos vivos

* História médica e história cirúrgica anterior da mama.
* História da amamentação (frequência, período de amamentação, problemas com a amamentação, tratamento para aliviar esses problemas, eficácia do tratamento, cuidados com a mama durante a gravidez e o pós-parto)

2- **Pré-teste:** - A avaliação prévia dos mamilos foi efectuada utilizando o nipple trauma score (NTS). As mães que se enquadravam nos critérios de inclusão e não apresentavam qualquer problema nos mamilos foram recrutadas para o estudo.

3- **Intervenção**: A cada mãe incluída no estudo foi dado um pequeno frasco de 50 ml de azeite virgem, extraído a frio, com acidez inferior a 0,8 e ranço inferior a 20, o mesmo tipo de azeite foi dado a todas as mães incluídas no estudo, sendo depois explicado como utilizar o azeite aplicando 3 gotas em cada mamilo 3 vezes por dia e deixando os mamilos expostos durante alguns minutos até à absorção do azeite.

Duas semanas após esta primeira intervenção, foram obtidos dados relativos ao grau de cumprimento da aplicação do azeite e aos problemas que as mães enfrentaram durante a sua aplicação, utilizando uma folha de acompanhamento e, em seguida, foi feita uma avaliação do traumatismo do mamilo utilizando o Nipple Trauma Score.

Após o parto, durante a primeira amamentação, foi utilizado o formulário de observação B-R-E-A-S-T Feed da OMS para garantir que a mãe aplicava a técnica correcta de amamentação. As mães que não aplicavam a técnica correcta (a sua classificação no formulário de observação B-R-E-A-S-T Feed da OMS é fraca ou média, de acordo com os critérios da OMS, tanto na posição do corpo como na fixação do bebé) receberam instruções sobre a técnica e a posição correctas de amamentação. Além disso, as mães que aplicaram a técnica correcta durante a amamentação (a sua classificação no formulário de observação B-R-E-A-S-T Feed da OMS é boa, de acordo com os critérios da OMS) continuaram a sua intervenção sem outras instruções sobre a técnica de amamentação. Também foi feita uma avaliação de acompanhamento do traumatismo do mamilo utilizando o Nipple Trauma Score e foram obtidos dados relacionados com o período de utilização do azeite antes de iniciar a amamentação. Foram mantidos contactos telefónicos com as mães para fixar a hora de cada encontro.

4- **Pós-teste**: - Foi efectuado no terceiro ou quarto dia após o parto, tendo sido realizada uma reunião com as mães, e os dados relativos ao grau de adesão à intervenção e à ocorrência ou não de ingurgitamento mamário foram obtidos junto das mulheres através de uma folha de acompanhamento. Em seguida, avaliou-se a dor no mamilo utilizando a Nipple Soreness Rating Scale e o trauma no mamilo utilizando a Nipple Trauma Score.

Cada reunião demorava 15-20 minutos para cada mulher

Análise estatística

Após a conclusão da recolha de dados, estes foram codificados, tabulados e analisados por computador utilizando o programa "Statistical Package for the Social Sciences" (SPSS). Para além da análise descritiva, foi utilizada a estatística analítica através do teste do qui-quadrado para examinar a diferença nas variáveis antes e depois da intervenção e a relação entre as variáveis do estudo.

Resultados

O objetivo do presente estudo é avaliar o efeito da aplicação de azeite nos mamilos durante o final da gravidez na prevenção do traumatismo mamilar pós-parto. Os resultados do estudo são apresentados em três secções principais: **I)** Descrição da amostra: a) características sócio-demográficas, b) antecedentes médicos e cirúrgicos da mama, c) antecedentes obstétricos, d) antecedentes de amamentação e traumatismo mamilar, **II)** Avaliação do traumatismo mamilar:a) Nipple trauma score (NTS), b) Nipple soreness rating scale (NSRS), c) WHO breastfeeding observation form, d) Follow up, **III:** relação entre o nipple trauma score, Nipple soreness rating scale e os seguintes factores: período de aplicação do azeite, frequência de aplicação do azeite, paridade e ingurgitamento mamário.

Secção I

a) Características sócio-demográficas

A idade das mães varia entre os 15 e os 40 anos, com uma média de idades de ±27,5 anos. Trinta e quatro por cento da amostra sabe ler e escrever, enquanto 27% frequentava o ensino primário e preparatório e apenas 15% tinha um nível de educação elevado. 92% da amostra do estudo era dona de casa e apenas 8% era empregada.

b) História médica e cirúrgica da mama

Cerca de 35% das mães tinham doenças crónicas como hipertensão crónica, diabetes, síndrome anti-fosfolípidos e lúpus eritematoso sistémico. Apenas 5 mães tinham cirurgia mamária prévia; 3 delas tinham excisão prévia de abcesso ou nódulo mamário e 2 tinham linfoma prévio.

c) <u>História obstétrica</u>

Tabela (1) Distribuição das mães de acordo com a sua história obstétrica

Items	Freq (N=100)	%
-Parity		
-primipara	23	23
-Para 1-4	73	73
- Grand multipara	4	4
Number of living children	**N=77**	
Less than or equal two children	51	66.3
More than two children	26	33.7
-Abortion	**N=43**	
-1-2 times	33	76.7
-more than two times	10	23.3
mode of previous delivery	**N=77**	
-CS	37	48
vaginal delivery (VD)	40	52

Cerca de setenta e três por cento das mães eram multíparas, em comparação com 23% de primíparas, e apenas 43% das mães tinham aborto anterior. Mais de metade da amostra (66,2%) tinha menos ou igual a dois filhos. Cinquenta e dois por cento das multíparas tiveram parto vaginal anterior e 48% tiveram parto cesáreo anterior, com menos de um ano de intervalo entre os nascimentos em apenas 6% delas, em comparação com 62,7% que têm mais de 2 anos de intervalo. Tabela (1)

d) História de amamentação e traumatismo do mamilo

Tabela (2) Distribuição das mães multíparas de acordo com a história de aleitamento materno

Items	Frequency	%
-previous breast feeding history	**N=77**	
-yes	71	92.2
-No	6	7.8
-nipple care after previous deliveries	N=77	
Yes	18	23.5
No	59	76.5

Cerca de 92,2 das mães multíparas tinham antecedentes de amamentação, enquanto 7,8% não tinham. Além disso, 59% delas amamentaram os seus bebés dos 13 aos 18 meses, enquanto apenas 15,5% amamentaram os seus bebés com menos de um ano. Além disso, cerca de 90% das mães amamentaram os seus bebés mais de cinco vezes por dia. Entre as razões que levaram as mães a não amamentar os seus bebés, contam-se a recusa do bebé após a alta da UCI neonatal, a pouca quantidade de leite materno, a hemorragia pós-parto, a morte do bebé e o traumatismo do mamilo. Os cuidados a ter com os mamilos durante as gravidezes anteriores foram referidos por apenas 10,9% das mães, que os lavaram com água morna e sabão ou aplicaram o creme prescrito. Os cuidados a ter com os mamilos após o parto anterior, entre as mães multíparas, foram referidos por 23,5% delas, através da lavagem com água morna e sabão ou da aplicação de pomada em creme, conforme prescrito. Tabela (2)

Tabela (3) Distribuição da amostra de acordo com a história de traumatismo do mamilo durante a amamentação anterior entre mães multíparas

Items	Frequency (N=77)	%
-Nipple trauma during previous breastfeeding times among multiparaous mothers		
-normal nipple	22	28.5
- nipple trauma	55	71.5
-Duration for relieve of nipple trauma within	**N=55**	
- One week	**5**	**9**
- Two weeks	**19**	**34.5**
- Three weeks	**13**	**23.5**
- Four weeks	**8**	**14.5**
-More than four weeks	**10**	**18.5**

Setenta e um vírgula cinco por cento das mães multíparas tiveram uma incidência anterior de traumatismo do mamilo durante períodos anteriores de amamentação. Mais de metade das mães (63%) que sofreram traumatismos anteriores nos mamilos aplicaram pomada por prescrição médica, em comparação com apenas 7% que aplicaram óleo natural sem prescrição, como azeite, manteiga de coca e óleo alimentar. A duração média do alívio do traumatismo do mamilo foi de uma a mais de quatro semanas, sendo que apenas 9% das mães multíparas recuperaram o mamilo no prazo de uma semana e cerca de 18,5% das mães recuperaram o traumatismo do mamilo após quatro semanas. Tabela (3)

Secção II

a) Pontuação de traumatismo do mamilo (NTS)

Figura (1) Distribuição das mães de acordo com a pontuação de trauma no mamilo 4th avaliação dentro de 3 ou 4 dias após o início da amamentação.

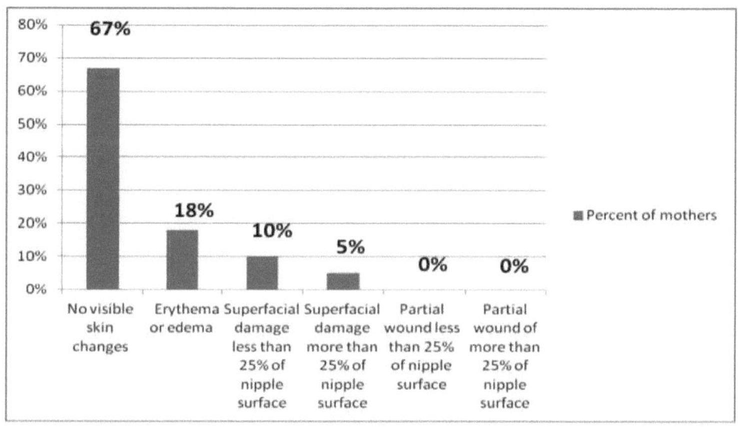

A avaliação de base das mães durante a entrevista e a segunda avaliação do traumatismo do mamilo no prazo de duas semanas após a primeira avaliação foram efectuadas antes do parto atual para as mães que utilizaram a NTS, mostrando que o mamilo estava normal, sem alterações visíveis da pele (pontuação zero), enquanto a terceira avaliação do traumatismo do mamilo, efectuada imediatamente após o parto, mostrou que 98% da amostra do estudo não apresentava alterações visíveis da pele, enquanto apenas 2% da amostra do estudo apresentava eritema ou edema ou uma combinação de ambos (pontuação 1), mas a quarta avaliação do NTS, efectuada 3 ou 4 dias após o início da amamentação, mostrou que 67% da amostra do estudo não apresentava alterações visíveis da pele (pontuação 0), enquanto apenas 5% apresentava lesões superficiais com ou sem formação de crostas em mais de 25% da superfície do mamilo (pontuação 3), com uma média de . 5300 e significância (p=.000). Figura (1)

b) Escala de avaliação da dor nos mamilos (NSRS)

Figura (2) Distribuição das mães segundo a avaliação da Nipple Soreness Rating Scale (NSRS)

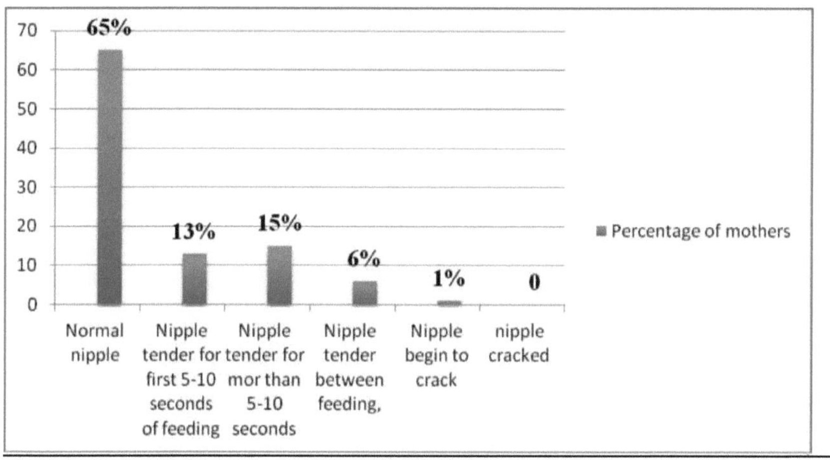

A maior percentagem de mães, cerca de 65%, tem uma cor normal do mamilo e não tem sensibilidade (pontuação 0 de cinco) de acordo com a NSRS, enquanto apenas 1% delas tem o mamilo a começar a rachar, com dor involuntária quando o bebé começa a mamar (pontuação 4 de cinco). Figura (2)

c) Avaliação do formulário de observação do aleitamento materno da OMS

Tabela (4) Distribuição das mães de acordo com o formulário de observação da OMS para o aleitamento materno (posição correcta do corpo, correção da pega)

Items	WHO breastfeeding observation form (correct body position) (N=100)		WHO breastfeeding observation form (correctness of attachment) (N=100)	
	N	**%**	N	%
Poor	20	20%	31	31%
Average	57	57%	50	50%
Good	23	23%	19	19%

Mais de metade das mães (57%) obtiveram uma pontuação média na posição correcta do corpo, enquanto 50% obtiveram uma pontuação média na correção da fixação do bebé à mama durante a amamentação. Tabela (4)

d) Acompanhamento

Tabela (5) Distribuição das mães de acordo com o acompanhamento

Items	Frequency (N=100)	%
Frequency of application olive oil on nipples per day	(N=100)	
-Three times per day	16	16
-Two times per day	58	58
-Once daily	21	21
-Forgot it some days	5	5
- Period of using olive oil before starting breast feeding	N=100	
less than 7 days	1	1
7-14 days	9	9
15-21 days	26	26
22-28 days	59	59
more than 28 days	5	5
-Incidence of breast engorgement	N=100	
-Yes	21	21
-No	79	79
-Duration for relieve of nipple trauma among multiparous within	N=20	
-One week	14	70
-Two weeks	6	30
Duration for relieve of nipple trauma among primiparous within	N=13	
One week	6	46
Two weeks	7	54

Todas as mães referiram que não tiveram qualquer problema com a aplicação do azeite e cerca de 58% delas referiram que o aplicaram duas vezes por dia e apenas 5% delas se esqueceram de o aplicar em alguns dias. Além disso, mais de metade das mães, cerca de 59%, aplicou o azeite entre 22 e 28 dias e cerca de 5% aplicou-o mais de 28 dias antes de iniciar a amamentação. Também apenas 21% das mães da amostra tiveram ingurgitamento mamário pós-parto.

Secção (III)

Tabela (6) Relação entre a pontuação do trauma do mamilo na 4ª avaliação durante a amamentação atual e a duração do uso de azeite antes de iniciar a amamentação (N=100)

Grade	Nipple trauma score	Less than or equal 14 days		From 15 to 28 days		More than 28 days		X2	p
		N=10	%	N=85	%	N=5	%		
0	No visible skin changes	1	10 %	61	71.8%	5	100%	90.433 a	.000
1.	Erythema or edema or both	3	30 %	15	17.6%	0	0%		
2.	Superficial damage less than 25% of the nipple surface	4	40 %	6	7.1%	0	0%		
3.	Superficial damage of more than 25%of nipple surface	2	20 %	3	3.5%	0	0%		
4.	Partial thickness wound of less than 25% of the nipple surface,	0	0%	0	0%	0	0%		
5.	Partial thickness wound of more than 25% of the nipple surface,	0	0%	0	0%	0	0%		

*Altamente significativo a p<0,01

Esta tabela mostra que existe uma relação estatisticamente significativa entre o período de aplicação do azeite de oliva antes de iniciar a amamentação e o escore de trauma no mamilo 4th assessment(p=.000) .

Tabela (7) Relação entre a avaliação da escala de classificação da dor no mamilo durante a amamentação atual e a duração do uso de azeite antes de iniciar a amamentação (N=100)

Grade	Nipple soreness rating scale	Less than or equal 14 days		From 15 to 28 days		More than 28 days		X2	p
		N=10	%	N=85	%	N=5	%		
0	Normal nipple color, no tenderness	0	0%	60	70.6%	5	100%	110.319*	.000
1.	Nipple slightly red and/or tender for first s-10 seconds of feeding	2	20 %	11	13%	0	0%		
2.	Nipple red and tender for longer than first 5-10 seconds of feeding	5	50 %	10	11.1%	0	0%		
3.	Nipple tender between feeding ,makes me grimace when baby starts feeding	3	30 %	3	3.5%	0	0%		
4.	Nipple beginning to crack, involuntary gasp of pain when baby starts feeding	0	0%	1	1.8%	0	0%		
5.	Nipple cracked	0	0%	0	0%	0	0%		

*Altamente significativo a p<0,01

Esta tabela mostra que existe uma relação estatisticamente significativa entre a escala de classificação da dor nos mamilos após o início da amamentação e o período de aplicação de azeite antes do início da amamentação (p=.000).

Tabela (8) Relação entre a pontuação do trauma do mamilo na 4ª avaliação durante a amamentação atual e a frequência de aplicação de azeite por dia antes de iniciar a amamentação (N= 100)

Grade	Nipple trauma score	Three times per day		Two times per day		Once daily or forget		X2	p
		N= 16	%	N= 58	%	N= 26	%		
0	No visible skin changes	14	20.9 %	48	71.6%	5	19.2%	48.413 [a]	.000
1.	Erythema or edema or both	1	5.6 %	6	33.3%	11	42.3%		
2.	Superficial damage less than 25% of the nipple surface	1	10 %	4	40%	5	19.2%		
3.	Superficial damage of more than 25%of nipple surface	0	0%	0	0%	5	19.2%		
4.	Partial thickness wound of less than 25% of the nipple surface,	0	0%	0	0%	0	0%		
5.	Partial thickness wound of more than 25% of the nipple surface,	0	0%	0	0%	0	0%		

*Altamente significativo a p<0,01

Esta tabela mostra que existe uma relação estatisticamente significativa entre a frequência de aplicação de azeite de oliva por dia e o escore 4 de trauma no mamilo[th] assessment (p=.000). Tabela (8)

Tabela (9) Relação entre a avaliação da escala de classificação da dor no mamilo durante a amamentação atual e a frequência de aplicação de azeite por dia antes de iniciar a amamentação (N=100)

Grade	Nipple soreness rating scale	Three times per day		Two times per day		Once daily or forget		X2	p
		N= 16	%	N= 58	%	N= 26	%		
0	Normal nipple color, no tenderness	14	21.5%	48	73.8%	3	11.5%		
1.	Nipple slightly red and/or tender for first s-10 seconds of feeding	1	8.3 %	2	16.7%	10	38.8%		
2.	Nipple red and tender for longer than first 5-10 seconds of feeding	1	6.7 %	6	40%	8	30.8%	71.879ª	.000
3.	Nipple tender between feeding ,makes me grimace when baby starts feeding	0	0%	2	33.3%	4	15.4%		
4.	Nipple beginning to crack, involuntary gasp of pain when baby starts feeding	0	0%	0	0%	1	3.9%		
5.	Nipple cracked	0	0%	0	0%	0	0%		

*Altamente significativo a p<0,01

Esta tabela mostra que existe uma relação estatisticamente significativa entre a escala de classificação da dor nos mamilos e a frequência de aplicação de azeite (p=.000). Tabela (9)

Figura (3) Correlação entre os escores de trauma no mamilo em 4th avaliações durante a amamentação e os fatores que o afetam.

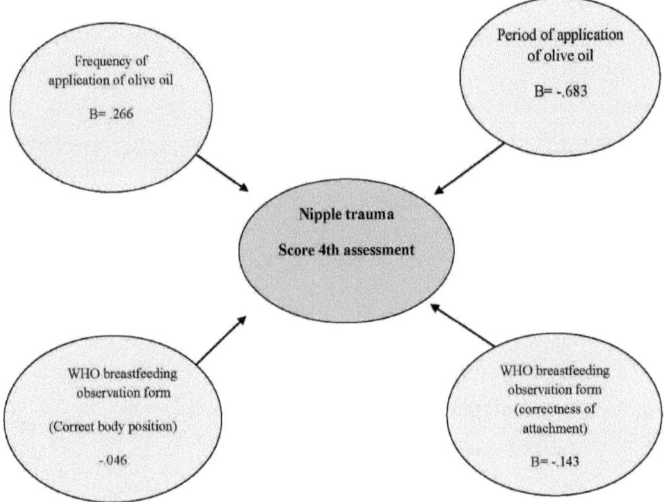

Este diagrama mostra que os factores mais significativos que afectam o traumatismo do mamilo são o período de aplicação do azeite antes de iniciar a amamentação (p=.000) e a frequência de aplicação do azeite (p=002).Figura(4)

Debate

O objetivo do presente estudo é testar o efeito da aplicação de azeite nos mamilos durante o final da gravidez na prevenção do traumatismo mamilar pós-parto. Este capítulo discutirá os resultados do presente estudo com outros estudos relacionados, a literatura recente, bem como a interpretação do investigador relativamente a resultados semelhantes e contraditórios, a fim de testar a hipótese do estudo, ou seja, a aplicação de azeite nos mamilos durante o final da gravidez previne o traumatismo mamilar nas mulheres lactantes.

Poucos estudos consideraram a aplicação do azeite de oliva usado para prevenir traumas nos mamilos, mas revisões do uso tópico dessa substância indicaram que esse óleo vegetal penetra facilmente na pele humana, pois contém moléculas que absorvem o oxigênio do ar, estimulam as células de esporão na camada mais interna da epiderme, fazendo com que ela engrosse, proporcionando assim as propriedades preventivas do óleo contra rachaduras nos mamilos (Abdulrhman, El Barbary, Ahmed, & Saeid, 2012). Além disso, não existem estudos na literatura que tenham aplicado a intervenção selecionada, quer o azeite, quer outra intervenção, durante o final da gravidez para a prevenção de traumatismos nos mamilos, todos eles aplicaram a intervenção durante o pós-parto, mas no presente estudo, o azeite foi aplicado nos mamilos durante o final da gravidez.

O presente estudo demonstrou que o azeite é eficaz na prevenção do traumatismo mamilar e que a sua eficácia depende do período e da frequência da sua aplicação, o que significa que quanto maior for a duração da utilização do azeite antes do início da amamentação e quanto maior for a frequência da aplicação do azeite por dia, menor será a incidência de traumatismo mamilar entre as mães lactantes, existindo também uma relação altamente significativa entre o período de aplicação do azeite antes do início da amamentação e a pontuação do traumatismo mamilar na 4th avaliação (P=.000) e uma relação altamente significativa entre a frequência de aplicação de azeite por dia e a pontuação do trauma do mamilo na 4ª avaliação (P=.000). Além disso, este estudo revelou que mais de metade da amostra do estudo não apresentava traumatismo do mamilo nem alterações visíveis da pele (pontuação 0), de acordo com a pontuação do traumatismo do mamilo, e tinha uma cor normal do mamilo e não apresentava sensibilidade (pontuação 0), de acordo com a escala de classificação da dor no mamilo, com a amamentação atual.

Estes resultados anteriores do presente estudo estão na mesma linha de Oguz et al, (2014) que realizaram um estudo com 56 pacientes, comparando o efeito da aplicação de azeite de oliva e lanolina durante o período pós-parto precoce na prevenção de traumas nos mamilos de mães lactantes, pois foi solicitado às pacientes que aplicassem azeite de oliva em um mamilo e lanolina no outro mamilo antes e depois da amamentação, Os resultados do seu estudo mostraram que, após duas semanas de aplicação da intervenção, mais de dois terços das mães estavam mais satisfeitas com a utilização tópica do azeite e a incidência de traumatismos nos mamilos era menor nos mamilos que utilizavam azeite, não tendo a maioria das mães relatado qualquer dor, ao passo que a incidência de traumatismos nos mamilos era superior a dois terços nos mamilos que utilizavam lanolina.

Além disso, os resultados do estudo realizado por Cordero et al, (2015) estão de acordo com os resultados do presente estudo, uma vez que ele testou o efeito da aplicação de Azeite Virgem Extra (EVVO) versus leite materno durante o período pós-parto precoce na prevenção de rachaduras nos mamilos em mães lactantes, O estudo relatou que o EVOO ajuda a prevenir rachaduras nos mamilos de mães lactantes aplicando 3 gotas em cada mamilo após cada mamada e por um período suficiente (um mês), demonstrou ter efeitos protetores quando a amamentação apresenta dificuldades técnicas e não ocorreram efeitos adversos em mães e recém-nascidos durante a administração do EVOO. Além disso, a utilização do EVOO proporcionou um elevado nível de proteção contra as fissuras nos mamilos.

Além disso, no presente estudo, as mães que desenvolveram traumatismos nos mamilos após o início da amamentação foram instruídas a continuar a utilizar o azeite para o tratamento dos traumatismos nos mamilos e as mães referiram que houve um grande progresso na cicatrização dos seus traumatismos nos mamilos, especialmente as mães multíparas, uma vez que referiram que a cicatrização dos traumatismos nos mamilos no ataque atual com a aplicação de azeite foi mais rápida do que nos ataques anteriores durante os períodos de amamentação anteriores. Enquanto que a duração do alívio do traumatismo do mamilo entre as mães multíparas durante o ataque anterior excede um mês em algumas mães, demora menos tempo (dentro de uma semana) no ataque atual, havendo também uma diferença estatística significativa entre o alívio do traumatismo do mamilo durante o ataque anterior e o atual entre as mães multíparas que amamentam incluídas neste estudo.

Os resultados do presente estudo mostraram que o azeite de oliva é eficaz na prevenção e no tratamento de traumas nos mamilos e na redução da dor nos mamilos de mães lactantes. A principal razão é que o azeite de oliva tem propriedades antioxidantes e anti-inflamatórias. Além disso, contém quantidades significativas de esqualeno, o principal componente dos lípidos polinsaturados da superfície da pele. Como emoliente, o esqualeno é facilmente absorvido em profundidade pela pele, ajudando a restaurar a elasticidade e a flexibilidade (dois atributos positivos da pele do mamilo que ajudam a resistir a fissuras e danos no mamilo (Walker, 2013). Estes resultados anteriores do presente estudo são apoiados por Gunjor, (2013), que realizou um estudo comparativo entre o azeite e a lanolina para o tratamento do traumatismo do mamilo em mães lactantes e os resultados do seu estudo mostraram que o azeite é mais eficaz do que a lanolina no tratamento do traumatismo do mamilo após duas semanas da sua aplicação.

Embora existam poucas referências relacionadas com o efeito da aplicação de azeite na prevenção de traumas nos mamilos, há outros estudos que utilizam outros óleos naturais para a prevenção de traumas nos mamilos. Comparando estes estudos com a intervenção utilizada no presente estudo, como Thabet et al, (2013) que realizou um estudo em 150 mães comparando entre o efeito da água de hortelã-pimenta versus leite materno em mães primíparas lactantes para a prevenção de mamilos rachados e as mães foram avaliadas após duas semanas e após um mês, Os resultados do seu estudo mostraram que, após um mês de aplicação da intervenção, a incidência de traumatismos nos mamilos era muito baixa entre as mães que usavam hortelã-pimenta, em comparação com as que usavam leite materno, e concluiu que a aplicação de água de hortelã-pimenta era eficaz na prevenção de traumatismos nos mamilos e menos dor nos mamilos, em comparação com a aplicação de leite materno.

Outro estudo com outra intervenção utilizado por Melli et al,(2007) que realizou um ensaio aleatório de gel de hortelã-pimenta, pomada de lanolina e gel placebo para prevenir fissuras nos mamilos em mães primíparas a amamentar, o estudo foi realizado em três grupos e cada grupo aplicou apenas uma das três preparações acima referidas em ambos os seios durante 14 dias e foi visto para um máximo de quatro visitas de acompanhamento no prazo de 14 dias e uma visita final às seis semanas, Os resultados indicaram que o gel profilático de hortelã-pimenta em mães lactantes que amamentam estava associado a menos fissuras nos mamilos e era mais eficaz do que a lanolina e o placebo.

Além disso, Ahmed, Mohamed& Abo talib (2015) realizaram um estudo que testou diferentes intervenções para o trauma do mamilo. O seu estudo testou o efeito de directrizes baseadas em evidências (lanolina, compressa de saquinho de chá e leite materno extraído) para aliviar o trauma do mamilo entre as mães que amamentam. Também trabalharam em três grupos de mães (cinquenta mães em cada um) e foram instruídas a aplicar a intervenção duas vezes por dia, os resultados indicaram que a maioria das mães sofria de dores fortes nos mamilos durante a amamentação e demonstraram que todas as mães sofriam de diferentes graus de traumatismo nos mamilos antes de iniciarem a intervenção, mas após duas semanas de aplicação frequente da intervenção, verifica-se uma melhoria significativa do traumatismo e das dores nos mamilos.

Além disso, outra pomada natural testada por As'adi et al, (2017) que testaram o efeito da pomada Saqez (Pistacia Atlantica) na melhoria das fissuras mamilares em 100 mães que amamentam, onde todas as mães receberam instruções presenciais sobre técnicas de amamentação, os resultados mostraram que houve uma diferença significativa em termos de gravidade das fissuras mamilares após um mês de aplicação da intervenção em comparação com antes da intervenção e recomendaram que a pomada Saqez é mais eficaz do que o leite materno para curar as fissuras mamilares e reduzir a dor nos mamilos em mães lactantes.

Além disso, a eficácia do azeite de oliva para diferentes doenças de pele foi testada por vários estudos, que mostraram que o azeite de oliva é eficaz para diferentes doenças de pele, como Nasiri, Fayazi, Jahani, Yazdanpanah, Haghighizadeh (2015), que realizaram um estudo clínico randomizado duplo-cego em uma clínica de diabetes, os pacientes foram aleatoriamente designados para o grupo de intervenção que recebeu azeite tópico para além dos cuidados de rotina, enquanto os pacientes do grupo de controlo apenas receberam cuidados de rotina, a intervenção foi feita uma vez por dia durante 4 semanas em ambos os grupos e os resultados indicaram que a utilização de azeite em combinação com os cuidados de rotina é mais eficaz do que os cuidados de rotina isolados, e sem qualquer efeito secundário. Estes resultados também são congruentes com Kim et al, (2009) & Cui, Xin, Yin, Zhang, Han, (2015) que referiram que a aplicação tópica de azeite ozonizado pode acelerar a reparação de feridas cutâneas agudas

Do ponto de vista do investigador, os estudos anteriores de diferentes autores referem que aplicaram uma intervenção durante o período pós-parto, quer para prevenção quer para tratamento do traumatismo mamilar, mas nenhum deles testou o efeito da aplicação precoce da intervenção durante o período pré-natal tardio, em comparação com o presente estudo, que refere que a aplicação precoce de azeite durante o período pré-natal tardio contribuiu para a preparação dos mamilos para a amamentação, aumentando a sua elasticidade e resistência a fissuras devido ao efeito antioxidante, anti-inflamatório e lubrificante do azeite, o que diminuiu a incidência de traumatismo mamilar durante a amamentação, em comparação com outros estudos.

Além disso, todos os estudos, mesmo os que utilizaram outras intervenções, estão de acordo com o presente estudo, na medida em que existe uma forte relação entre o período e a frequência de aplicação da intervenção selecionada e a sua eficácia, uma vez que quanto mais longo for o período de aplicação da intervenção, menor será a incidência de traumatismos nos mamilos e de dor nos mamilos durante a amamentação. Além disso, todos os estudos anteriores mostraram que qualquer intervenção deve ser aplicada durante pelo menos duas semanas para ter um bom efeito na prevenção do traumatismo do mamilo.

Além disso, existe um fator que pode afetar a incidência de traumatismo do mamilo, que é a técnica de amamentação, uma vez que foi referido em vários estudos que, quando a postura não é correcta, a boca da criança não consegue cobrir todo o mamilo; consequentemente, o vácuo criado é incompleto, o leite é mal extraído e a incidência de traumatismo do mamilo aumenta. Assim, a deteção precoce deste problema é muito importante para evitar o traumatismo do mamilo. Por isso, o presente estudo avaliou a técnica de amamentação antes de as mães começarem a amamentar, utilizando o formulário de observação da amamentação da OMS, e mostrou que a maioria das mães tinha uma técnica de amamentação incorrecta, o que pode afetar a incidência de traumatismo do mamilo, pelo que as mães deviam aprender a técnica correcta. No entanto, a análise de regressão logística mostrou que existe uma relação entre a variável dependente (aparecimento de traumatismo do mamilo) e as variáveis independentes (aplicação de azeite e técnica de amamentação), uma vez que o valor preventivo deste produto natural (azeite) é superior ao da técnica de amamentação.

Os resultados do presente estudo são apoiados por Cordero et al, (2015) que mostraram que, no entanto, a maioria da sua amostra de estudo tinha técnica de amamentação moderada, as mães que trataram com Azeite Virgem Extra (EVOO) estavam em grande parte livres de problemas de rachaduras nos mamilos, o que sugere que o óleo tem uma ação protetora mesmo quando a amamentação é realizada de forma inadequada. Além disso, estes resultados são apoiados por Buck et al, (2014) que relatou que, apesar da elevada motivação das mulheres em relação à amamentação e ao acesso à educação sobre a técnica de amamentação com apoio intensivo no período pós-parto, mais de dois terços das mulheres relataram dor no mamilo, e mais de metade teve trauma no mamilo durante a primeira semana de amamentação, pelo que recomendou a preparação adequada do mamilo com óleo natural antes de iniciar a amamentação, mesmo que as mães tenham uma técnica de amamentação correcta.

Essa e Ebrahim (2013) também apoiaram os resultados do presente estudo, uma vez que referiram que a maioria da amostra do estudo tem uma prática incorrecta no que diz respeito à posição da mãe e do bebé e à vinculação durante a amamentação e mostraram que existe uma relação significativa entre a técnica incorrecta de amamentação e a incidência de traumatismo do mamilo, pelo que salientaram a importância de ensinar às mães a técnica correcta, para além de lubrificar os mamilos com uma pomada adequada.

Os resultados anteriores reflectem a importância da utilização do azeite para prevenir traumatismos nos mamilos durante a amamentação, uma vez que não ocorreram efeitos adversos nas mães ou nos recém-nascidos durante a aplicação do produto e o azeite continua a proteger contra as fissuras nos mamilos, mesmo quando a postura de alimentação adoptada é inadequada. Além disso, o presente estudo recomendou que o azeite é eficaz na prevenção e no tratamento do traumatismo dos mamilos, especialmente quando aplicado durante um período suficiente durante o período pré-natal tardio. Também recomendou a aplicação precoce de azeite durante o período final da gravidez, a partir das 34 semanas, o que ajuda a preparar os mamilos para a amamentação durante o pós-parto, para resistir às fissuras e aumentar a sua lubrificação. Também sublinhamos a importância de ensinar às mães a técnica correcta de amamentação, uma vez que a maioria das mães aplica uma técnica incorrecta durante a amamentação, e de a excluir como fator de risco para a incidência de traumatismo do mamilo. Além disso, o presente estudo recomenda a realização de mais estudos sobre a aplicação de azeite nos mamilos durante o final da gravidez para a prevenção de traumatismos mamilares, uma vez que os estudos sobre esta matéria são muito limitados.

Resumo, conclusão e recomendação

Resumo

O objetivo do presente estudo foi avaliar o efeito da aplicação de azeite nos mamilos durante o final da gravidez na prevenção do traumatismo mamilar pós-parto. Para testar a hipótese do estudo, que é a aplicação de azeite nos mamilos no final da gravidez, foi adotado um desenho de investigação de séries temporais pré-pós-teste de um grupo, quase experimental, para prevenir o traumatismo mamilar nas mulheres lactantes. Este capítulo resume os resultados do presente estudo e sugere recomendações.

As principais conclusões do presente estudo revelaram que:

1) Características da amostra do estudo

1. A idade das mães varia entre os 15 e os 40 anos, com uma média de idades de ±27,5 anos. Trinta e quatro por cento da amostra sabe ler e escrever, enquanto 27% frequentava o ensino primário e preparatório e apenas 15% tinha um nível de educação elevado. 92% da amostra do estudo era dona de casa e apenas 8% era empregada. Trinta e cinco por cento da amostra do estudo tinha doenças crónicas, como hipertensão crónica e diabetes.

2. Cerca de setenta e sete da amostra do estudo eram mães multíparas, em comparação com 23% de primíparas. Setenta e um vírgula cinco por cento das mães multíparas tinham tido uma incidência anterior de traumatismo do mamilo durante a amamentação anterior. A duração média do alívio do traumatismo do mamilo foi de

uma a mais de quatro semanas, sendo que apenas 9% das mães multíparas recuperaram o traumatismo do mamilo no espaço de uma semana e cerca de 18,5% delas recuperaram o traumatismo do mamilo após quatro semanas.

3. Mais de metade das mães (57%) obtiveram uma pontuação média na posição correcta do corpo, enquanto 50% obtiveram uma pontuação média na correção da fixação do bebé à mama durante a amamentação.

2) A incidência de traumatismo do mamilo e dor no mamilo entre as mães que amamentam atualmente

A quarta avaliação do mamilo utilizando o Nipple Trauma Score (NTS), realizada no terceiro ou quarto dia após o início da amamentação, mostrou que 67% da amostra do estudo não apresentava alterações visíveis na pele (pontuação 0) com a amamentação atual. Além disso, a maior percentagem da amostra do estudo, cerca de 65%, tem uma cor normal do mamilo e não apresenta sensibilidade (pontuação 0), de acordo com a Nipple Soreness Rating Scale (NSRS), com a amamentação atual.

3) Acompanhamento

Todas as mães referiram que não tiveram qualquer problema com a aplicação do azeite e cerca de 58% delas referiram que aplicaram o azeite duas vezes por dia. Além disso, mais de metade das mães, cerca de 59%, aplicou azeite de oliva entre 22 e 28 dias antes de iniciar a amamentação. Também mais de dois terços delas, 79%, não tiveram ingurgitamento mamário.

4) Relativamente à relação entre as variáveis do estudo

1. Existe uma relação significativa entre o período de aplicação de azeite antes de iniciar a amamentação e a pontuação do traumatismo do mamilo na avaliação 4th com a amamentação atual (P=.000) .
2. Existe uma relação significativa entre a escala de classificação da dor nos mamilos e a amamentação atual e o período de aplicação de azeite antes de iniciar a amamentação (P=.000) .
3. Existe uma relação significativa entre a frequência da aplicação de azeite por dia antes de iniciar a amamentação e a pontuação do traumatismo do mamilo na avaliação 4th com a amamentação atual (P=.000) .
4. Existe uma relação significativa entre a escala de classificação da dor no mamilo e a amamentação atual e a frequência da aplicação de azeite por dia antes de iniciar a amamentação (p=.000).

Conclusão

O estudo atual concluiu que o azeite é eficaz na prevenção e no tratamento de traumas nos mamilos, especialmente quando aplicado durante um período suficiente no final da gravidez, antes de iniciar a amamentação

Limitações do estudo

1- Durante o acompanhamento, 8 mulheres não compareceram após a segunda sessão, pelo que foram excluídas e substituídas.

2- Duas mães foram excluídas do estudo e substituídas após a terceira sessão porque os seus bebés morreram após o parto.

3- Existem poucos estudos na literatura sobre o efeito do azeite na prevenção do traumatismo do mamilo durante o pós-parto.

4- Não existem estudos na literatura que examinem o efeito da preparação precoce do mamilo durante o final da gravidez, com lubrificação tópica com óleo natural, na prevenção do traumatismo mamilar pós-parto.

Recomendações

Com base nas conclusões do presente estudo, recomenda-se o seguinte:

1. Sensibilizar as mulheres para os cuidados a ter com os mamilos no final da gravidez e durante a amamentação.

2. Sensibilizar o pessoal da equipa médica para a importância de dar às mulheres ensinamentos de saúde sobre a técnica correcta de amamentação e os cuidados a ter com os mamilos durante a amamentação.

3. A aplicação de azeite nos mamilos no final da gravidez e durante a amamentação deve ser recomendada pela equipa médica a todas as mulheres grávidas.

4. São necessários mais estudos com amostras de grande dimensão e que apliquem o azeite às 34 semanas para avaliar o efeito da sua aplicação precoce.

Referências

Abadi, H., Ramazanzadeh, M., Zakerihamid,i M.& Rezagholizade, O. F. (2014) Fator de risco de problemas mamários nas mães e seus efeitos nos recém-nascidos. Jornal Médico do Crescente Vermelho Iraniano. 16(6):e8582.

Abd-Elsalam,S ., Hamido,S., & Abd el Hameed,S. (2011). Efeito do Uso de Terapia Farmacológica VersusAlternativa em Mamilos Traumáticos para Mães Lactantes. J Am Sci 2011;7(11):485-496].). http://www.americanscience.org.

Abdulrhman, M., El Barbary, N.S., Ahmed Amin, D., Saeid, R. (2012). Mel e uma mistura de mel, cera de abelha e extrato de azeite de oliva e própolis no tratamento da mucosite oral induzida por quimioterapia: Um estudo piloto controlado e aleatório. PediatricHematology-Oncology, 29, 285-29.

Abou-Dakn ,M., Fluhr, J. W., Gensch, M., &Wockel, A. (2011). Efeito Positivo da Lanolina HPA versus Leite Materno Expresso em Mamilos Dolorosos e Danificados durante a Lactação. Skin Pharmacol Physiol;24:27-35 .

Abou-Dakn, M., Richardt, A., Schaefer-Graf, U., & Wockel, A. (2010). Mama inflamatória

Doenças durante a lactação: Estase do Leite, Mastite Puerperal, Abcessos da Mama e

Tumores malignos - Estratégias actuais e baseadas na evidência para o diagnóstico e a terapêutica. Breast Care, 5(1), 33-37.

Ahmed, E., Mohamed, H. ,& Abu-talib, Y. (2015). Diretriz baseada em evidências usando para aliviar o mamilo traumático entre mães de enfermagem, World Journal of Nursing Sciences 1 (3): 35-44.

Al-Binali, A. M. (2012). Conhecimento, atitude e prática de aleitamento materno entre professores de escolas no distrito educacional feminino de Abha, sudoeste da Arábia Saudita. *International Breastfeeding Journal, 7*(1), 10-15. Doi:10.1186/1746-4358-7-10.

Allen,K.T.(2014). Randomized Controlled Trial Evaluating Lanolin for the Treatment of Nipple Pain Among Breastfeeding Women Uma tese apresentada em conformidade com os requisitos para a obtenção do grau de Doctor of Philosophy Graduate Department of Nursing Science University of Toronto© Copyright by Kimberley T. Allen 2014

Amir, L.(2011). Breastfeeding, Evidence based guidelines for the use of medicines, Reimpresso de Australian Family Physician, 40(9): 684-90.

American Heart Association (AHA),(2012), facts Breastfeeding - Health Benefits for Mother and Child Promoting Sound Lactation Policies in the U.S.AHA;2012.

Andreas, m.(2012). Mel - O melhor cicatrizante de feridas do mundo. Disponível em: http://www.enerchi.com/honey-the-worlds-bestwound- healer/ último acesso em 18/1/ 2012.

Annagür,A., Annagür,B.B, SahinA. (2013). A sintomatologia depressiva materna é eficaz no sucesso do aleitamento materno exclusivo durante as 6 semanas pós-parto? Breastfeed Med 2013;8:53-57.

As'adi, N., Kariman, N., Mojab, F., Pourhoseingholi, M.A.(2017). O efeito da pomada Saqez (Pistacia atlantica) no tratamento de fissuras mamilares e dor nos mamilos em mulheres que amamentam. Electron Physician . 9:4952-4960.

Associação Australiana de Aleitamento Materno (Australian Breastfeeding Association ABA), 2009. Informação sobre aleitamento materno. Victoria: ABA. Disponível em AM J Clinical Nutrition78(2): 291 295.

Berens,P.1. , Eglash,A., Malloy,M., Steube, A.M.(2016) the Academy of Breastfeeding Medicine ,ABM Clinical Protocol #26: Persistent Pain with Breastfeeding, Volume 11, Número 2, 2016, Inc.DOI: 10.1089/bfm.2016.29002.pjb.

Buck, M.L., Amir, L.H., Cullinane, M., Donath, S.M.(2014) Nipple pain, damage, and vasospasm in the first 8 weeks postpartum. Amamenta. Med. **2014**, *9,* 56-62.

Buckland, G., Gonzalez, C.A.(2015). "O papel do azeite na prevenção de doenças: um foco nas recentes evidências epidemiológicas de estudos de coorte e ensaios de intervenção dietética." *Br J Nutr.* 113 Suppl 2:S94-101.

Cervelini, M.P., Gamba, M.A., Coca, K.P.(2014). Abrão ACFV. Lesões mamilares decorrentes da amamentação: um novo olhar para um problema conhecido. Rev Esc Enferm USP. 2014;48(2):346-56.

Champion, J., Macey, M. J., Keegan, M., Borum, P., Bennett, S. (2009): Preocupações das mães que amamentam desde o nascimento até aos 4 meses. Investigação em Enfermagem, 34:372-377.

Chaves, M. E., Araújo, A. R., Santos, S. F., Pinotti, M., & Oliveira, L. S. (2012) . Fototerapia com LED melhora a cicatrização de traumas nos mamilos: Um estudo piloto. Photomedicine and Laser Surgery, 30, 172-178.

Cicerale,S., Lucas,L.J.,. Keast,R.S.(2012). "Actividades fenólicas antimicrobianas, antioxidantes e anti-inflamatórias no azeite virgem extra", Current Opinion in Biotechnology, vol. 23, no. 2, pp. 129-135, 2012 . Vê no Publisher · Vê no Google Scholar · Vê no Scopus.

Cirico,M.O.,Shimoda,G.T.,Oliveira,R.N.(2016). Qualidade da assistência à saúde no aleitamento materno: implementação do índice de trauma mamilar. Dec; 37(4):e60546.Doi:http://dx.doi.org/10.1590/1983-1447.2016.04.60546.

Clark, M.J.(2008). Community Heath Nursing, Fifth edition, Prentice hall Company, California, USA, pp: 95-98. 6.

Cordero M.J., Villar N.M., Barrilao R.G., Cortés M.E.,& López A.M. (2015). Aplicação de azeite de oliva extra virgem na prevenção de rachaduras nos mamilos de mulheres lactantes.

Cui.Z, Xin,M., Yin,H., Zhang,J., Han,F.(2015). Uso tópico de preparação de azeite para prevenir radiodermatite: resultados de um estudo prospetivo em pacientes com carcinoma nasofaríngeo, Recebido em 6 de maio de 2015; Aceito em 24 de junho de 2015; Epub 15 de julho de 2015; Publicado em 30 de julho de 2015.

Cunningham,A.C.,2010, Observing and modeling changes in the Atlantic MOC, Primeira publicação: 30 de março de 2010 https://doi.org/10.1002/wcc.22, cochrane wiley online library.

Darmangeat, V. (2011). A frequência e a resolução da dor no mamilo quando a pega é melhorada numa clínica privada. Clinical Lactation, 2(3), 22-24.

Dennis, C.L., Jackson, K., &Watson,J. (2014).Intervenções para tratar mamilos dolorosos em mulheres que amamentam. Cochrane Database Syst. Rev., 12, doi: 10.1002/14651858.CD007366.

Dias,J.S. , Vieira,T.O. , Vieira,G.O.(2017). Fatores associados ao trauma de mamilo no período de lactação: uma revisão sistemática, Rev. Bras. Saude Mater. Infantil. vol.17 no.1 Recife Jan./Mar. 2017 http://dx.doi.org/10.1590/1806-93042017000100003.

Estatísticas do departamento (2015) da clínica pré-natal do Hospital Obstétrico e Ginecológico afiliado ao Hospital Universitário do Cairo, 2015.

Ebadi, M. ,(2001).Pharmacodynamic basis of herbal medicine. Estados Unidos: CRC Press. 2001.Disponível em: http://www.crcnetbase .com/ doi/book/10.1201/9781420041781

Eghdampour,F., Jahdie,F., Kheyrkhah,M., Taghizadeh,M., Naghizadeh,S., Hagani,H.(2013). O Impacto de Aloe vera e Calêndula na Cicatrização Perineal após Episiotomia em Mulheres Primíparas: Um ensaio clínico randomizado, J Caring Sci. 2013 Dec; 2(4): 279- 286.Publicado online 2013 Nov 30. Doi: 10.5681/jcs.2013.033 PMCID: PMC4134148.

Essa,R.M., &Ebrahim ,E.M. (2013). Efeito do leite materno versus mel terapêutico (Apicare) na cicatrização de mamilos rachados. Life Sci J 2013;10(1): 2137-2147]

(ISSN: 10978135.

Frederick, A., Masoudi,E.,(2008), Evaluating the Evidence; Is There A Rigid Hierarchy?,https://doi.org/10.1161/circulation.107.72135Circulation. 2008;118:1675-1684 Originalmente publicado em 13 de outubro de 2008.

Gungor,A .(2013). Comparação de azeite de oliva e lanolina na prevenção de mamilos doloridos em mães que amamentam,2013 breastfeeding medicine volume 8, número 3, 2013ª Mary Ann Liebert, Inc.DOI: 10.1089/bfm.2012.0131.

Karaosmanoglu,H., Soyer,F., Ozen,B., Tokatli,F.(2010). "Atividades antimicrobianas e antioxidantes dos azeites virgens extra turcos", Journal of Agricultural and Food Chemistry, vol. 58, no. 14, pp. 8238-8245, 2010. Vê no Publisher · Vê no Google Scholar · Vê no Scopus.

Kent,J. C., Ashton, E., Hardwick, C. M., Rowan. M. K., Chia,E. S., Afairclough,K. A. , Menon,L .,Scott ,C., Mather-McCaw, G., Navarro, K., & Geddes, D. T. (2015). Dor no mamilo em mães que amamentam: Incidência, causas e tratamentos. Revista Internacional de Investigação Ambiental e Saúde Pública, 12(10), 12247-12263. http://doi.org/10.3390/ijerph121012247.

Kim, H. S., Noh, S. U., Han, Y. W., Kim, K. M., Kang, H., Kim, H. O., Park, Y. M.

(2009). Efeitos terapêuticos da aplicação tópica de ozono na cicatrização de feridas cutâneas agudas. Jornal da Ciência Médica Coreana, 24, 368-374.

Kramer, M., Kakuma, R. (2012). Duração óptima do aleitamento materno exclusivo . Base de dados Cochrane de Revisões Sistemáticas , 8. doi:10.1002/14651858.CD003517.

LauwersL, Swisher, S.(2016). Counseling the Nursing Mother. A lactation consultants guide ,sixth edition,page;120-122.

Lavergne, N.A. (2010) : A aplicação de saquetas de chá nos mamilos doridos durante a amamentação proporciona um alívio eficaz? Jornal de Obstetrícia, Ginecologia e Enfermagem Neonatal ; 26:53-58.

Lockwood ,C., Guest ,K., Page, T. (2003) Management of Nipple pain and/ or Trauma Associated with Breastfeeding.JBI reports. 2003Aug; 1:127-47.

Loke, Y.(2010). Guia de Medicamentos para a Gravidez e Amamentação. 1.ª ed. Melbourne: The Royal Women's Hospital, Departamento de Farmácia; 2010.

Lucas, L.1., Russell, A., Keast, R.(2011). Mecanismos moleculares da inflamação. Benefícios anti-inflamatórios do azeite virgem e do composto fenólico oleocanthal . 2011;17(8):754-68.

Lumbiganon, P., Martis, R., Laopaiboon, M., Festin, M., Ho, J., & Hakimi, M. (2012). Educação pré-natal sobre aleitamento materno para aumentar a duração do aleitamento materno . A Base de Dados Cochrane de Revisões Sistemáticas . Doi:10.1002/14651858.CD006425.pub3.

McClellan, H.L., Hepworth, A.R., Garbin, C.P., Rowan, M.K., Deacon, J., Hartmann. P.E., Geddes, D.T. (2012). Dor no mamilo durante a amamentação com ou sem trauma visível . J. Hum. Lact.

Merckoll, P., Jonassen, T. O., Vad, M. E., Jeansson, S. L., Melby, K. K. (2009). Bactérias, biofilme e mel: Um estudo dos efeitos do mel em bactérias de feridas "planctónicas" e incorporadas em biofilme. Scandinavian Journal of Infectious Diseases, 41, 341-347.

Melli, M.S., Rashidi, M.R., Nokhoodchi, A., Sadaghat, K., Tahmasebi, Z., Sheshvan, M.K.

A randomized trial of peppermint gel, lanolin ointment, and placebo gel to prevent nipple crack in primiparous breastfeeding women. disponível em http:// www.medscimonit.com. último acesso em 3/9/2007. 406-11.

Mohammadzadeh, A., Farhat, A., Esmaeily, H. (2005). O efeito do leite materno e da lanolina nos mamilos doridos. Saudi Med J. 2005;26:1231-4. PMID: 16127520.

Naser,E.G., Nour eldein,S.A., Gonied,A.S., Shaban,R.E.(2016). O efeito da água de hortelã-pimenta na prevenção do trauma do mamilo em mulheres primíparas em lactação: Um Ensaio Controlado Randomizado.

Nasiri,M., Fayazi,S., Jahani,S., Yazdanpanah,L., Haghighizadeh,M.H. (2015). O efeito do azeite tópico na cicatrização da úlcera do pé em pacientes com diabetes tipo 2: um estudo de ensaio clínico randomizado duplo-cego no Irão Publicado online 2015 Abr 29. Doi: 10.1186/s40200- 015-0167-9 .PMCID: PMC4428202.

Oguz ,S., Isik ,S., Güngor ,A.N., §eker, M.,& Ogretmen, Z .(2014). Eficácia protetora do azeite de oliva para mamilos doridos durante a amamentação . J Family Med Community Health 1(4): 1021.

Page,T. C., Lockwood ,Guest,K. (2012). Gestão da dor no mamilo e/ou trauma associado à amamentação Issue1(4) JBI Reports, pp: 127-147.

Power ,R.F., Murphy, J.F. (2015).Tongue-tie and frenotomy in infants with breastfeeding difficulties: Alcança um equilíbrio. Arch Dis Child 2015;100:489-494.

Qi, Y., Zhang, Y., Fein, S.(2014) Factores maternos e da bomba tira leite associados a problemas e lesões na bomba tira leite. J Hum Lact 2014;30:62-72.

Rani,A.M., Bangalore,C. (2012). Um estudo para avaliar a eficácia do programa de ensino estruturado sobre a abordagem terapêutica não farmacológica no alívio do mamilo dorido entre mães pré-natais numa comunidade selecionada em Bangalore.

Rempel, L. A., Moore, K. J. (2012). Educação pré-natal sobre amamentação liderada por pares: Aviable alternative to nurse-led education. *Midwifery, 28(1),* 73-79. Doi:10.1016/j.midw.2010.11.005.

Santos, K.J., Santana, G.S., Vieira, T. O., Santos, C.A., Giugliani, E.R., Vieira, G.O.(2016).Prevalência e fatores associados a mamilos rachados no primeiro mês pós-parto,

BMC Pregnancy Childbirth. 2016 Aug 5;16(1):209. doi: 10.1186/s12884-016-0999-4.PMID: 27496088.

Shams, S. (2011). Amamentação e maternidade. Universidade Aga Khan, Escola de Enfermagem, Paquistão. Jornal de Nutrição do Paquistão, 10: 599-601.

Shanazi,M., Khalili, A.F., Kamalifard, Jafarabadi, M.A., Masoudin,K., & Esmaeli, F. (2015).

Comparação dos Efeitos dos Cremes de Lanolina, Hortelã-Pimenta e Dexpantenol no Tratamento de Mamilos Traumáticos em Mães que Amamentam. Journal of

Caring Sciences , 4(4), 297-307 . http://doi.org/10.15171/jcs.2015.030.

Sousa, A.P.C., Santos, J.N., Reis, J.A. (2010). Efeito da fototerapia LED de três comprimentos de onda distintos sobre os fibroblastos na cicatrização de feridas: Um estudo histológico num modelo de roedores. Photomed. Laser Surg. 28, 547-552.

Storr, G. B. (2008). Prevenção da sensibilidade dos mamilos e do ingurgitamento mamário no período pós-parto. Jornal de Enfermagem Obstétrica, Ginecológica e Neonatal, 17:203209.

Tafazoli, M., Saeedi, R. G., Robatsangi, M., Mazloom, R. (2010). O que é que tu queres dizer com isso? 699-704.

Tella,K., Guruvare,S., Hebbar,S., Adiga,P., Rai,L.(2015). Conhecimento, atitude e prática de técnicas de amamentação entre mães pós-natais em um distrito costeiro de Karnataka ,- Departamento de Obstetrícia e Ginecologia, KMC Manipal, Universidade de Manipal, Udupi, Karnataka, Índia. Correspondência para: Kiranmai Tella, E-mail: kiranmai.tella@gmail.com.

Thabet,H.A., Mourad ,M.A., Alahadal ,A.M., Alsenany,S.,& Alsaif,A. (2013) Prevenção de fissuras nos mamilos com água de hortelã-pimenta versus leite materno em mulheres primíparas lactantes. Life Sci J2013;10(4):2010-2017]. (ISSN:1097-8135).

http://www.lifesciencesite.com.

O Hospital Real das Mulheres (RWH). (2013). Infestação do peito e do mamilo . Obtido em: http://www.thewomens.org.au/uploads/downloads/HealthProfessionals/PGP PDFs/March 2013/BreastandNippleThrush.pdf.

Thomas, J.V.(2016) .Barreiras ao aleitamento materno exclusivo entre as mães durante as primeiras quatro semanas pós-parto,Walden University.

Departamento de Saúde e Serviços Humanos dos Estados Unidos (DHHS). (2011). O apelo à ação do Surgeon General para apoiar o aleitamento materno. Washington, DC: Autor, Gabinete do Cirurgião Geral.

Vieira, F., Bachion, M. M., Mota, D. D., Munari, D. B. (2013). Uma revisão sistemática das intervenções para o trauma de mamilo em mães que amamentam. Revista de Enfermagem Acadêmica, 45(2), 116-125.

Walker, M. (2013). Há alguma cura para os mamilos doridos? United States Lactation Consultant Association, Clinical Lactation, 2013, 4(3), disponível em http://www.clinicallactation.org/ http://dx.doi.org/10.1891/2158-0782.4.3.106.

Watkins, S. M., Zolnoun,D., (2011). Experiências de amamentação precoce e depressão pós-parto. Obstet Gynecol 2011;118:214-221.

Organização Mundial da Saúde (OMS). (2013) Orientações estratégicas para melhorar a saúde e o desenvolvimento de crianças e adolescentes, Departamento de Saúde e Desenvolvimento da Criança e do Adolescente, OMS, Genebra. 2013.

Organização Mundial da Saúde (OMS). (2014). Children: Reduzindo a mortalidade, capítulo modelo para livros didáticos para estudantes de medicina e profissionais de saúde afins. Genebra; OMS; 2014.

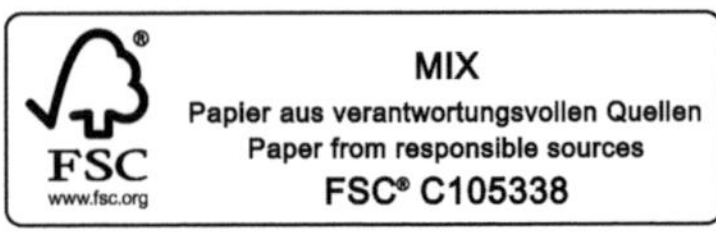

Printed by Books on Demand GmbH, Norderstedt / Germany